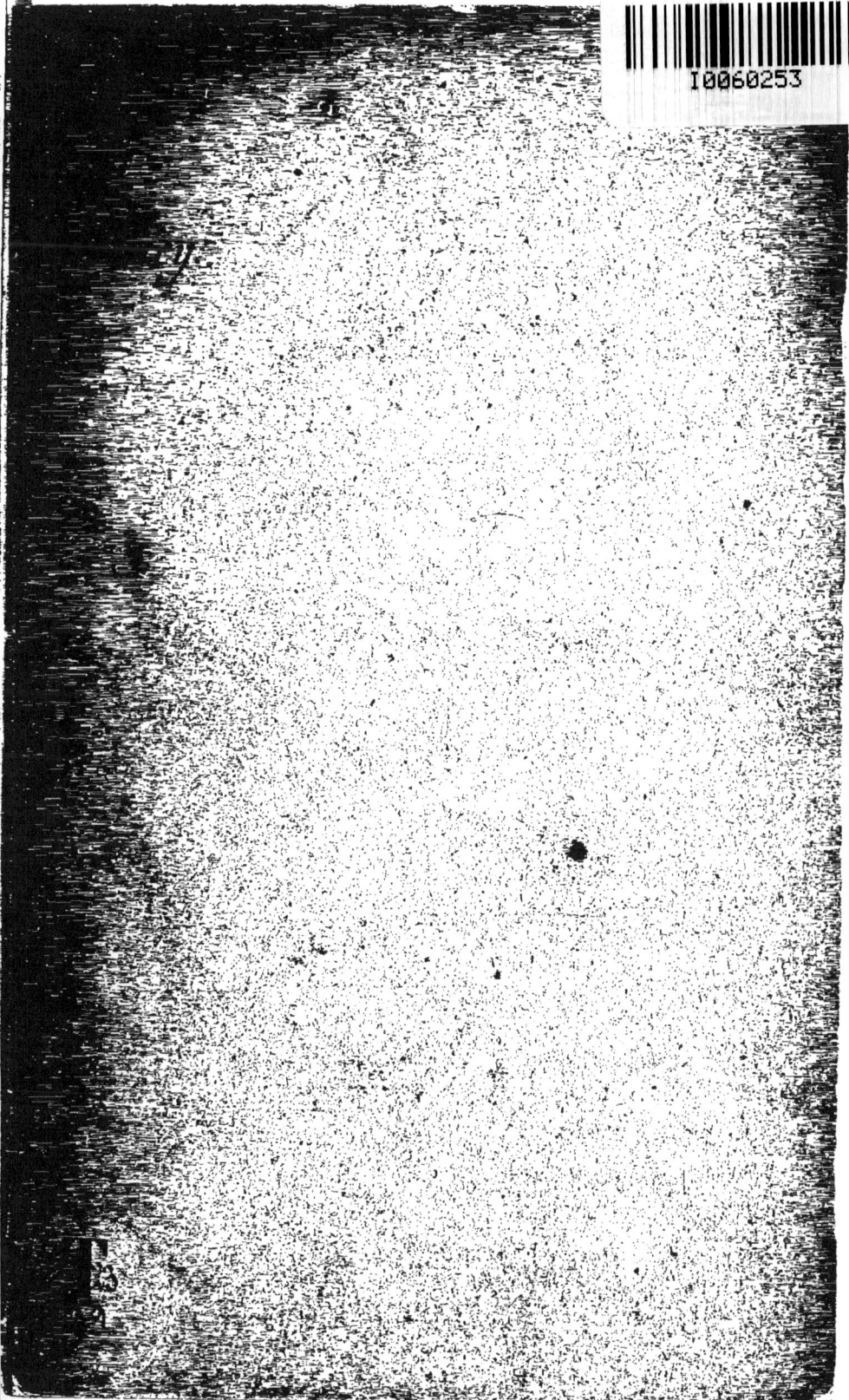

T 23
49.

MÉMOIRE

DE M. LE DOCTEUR DE MERCY,

ATTACHÉ A LA FACULTÉ POUR LA REVISION DES
MANUSCRITS GRECS, ET LA TRADUCTION FRAN-
ÇAISE DES ŒUVRES D'HIPPOCRATE.

Opinionum commenta delet dies, naturæ
judicia confirmat.

Cic., *de Nat. Deor.*

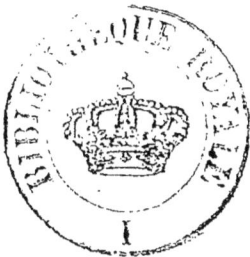

PARIS;

IMPRIMERIE DE VIGOR RENAUDIERE,

MARCHÉ-NEUF, N°. 48.

1820.

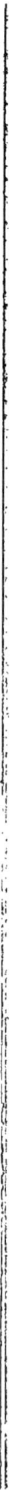

MÉMOIRE

SUR LES TRADUCTIONS

D'HIPPOCRATE.

J'AI été encouragé afin de traduire dans
notre idiome national, toutes les œuvres
d'Hippocrate. Dès le commencement, il
a fallu que je renonçasse à ma clientelle,
pour continuer mes travaux ; il était donc
juste et nécessaire d'en être indemnisé,
surtout lorsque je faisais imprimer à mes
frais le texte grec, dont aucun imprimeur
ne voudrait se charger. Il m'est extrêmement pénible de faire remarquer les ri-
gueurs accablantes auxquelles je suis en
butte, depuis plus de dix ans que je récla-
me l'enseignement spécial d'Hippocrate.
Il semble que toutes les chances les plus
défavorables soient attachées à une pa-
reille entreprise ; car à peine fut-elle com-
mencée, que la fatalité a voulu que je per-
disse à la fois le traitement qui m'avait été

promis, et la protection qui me l'avait fait accorder. Je vis éclore en même temps, de toutes parts, des éditions latines-françaises, dans le but unique de me décourager et de faire tomber mes ouvrages.

Des compétiteurs voulurent suivre la même carrière : quoique leurs travaux n'aient pas eu de suite, je ferai remarquer qu'un journal de médecine avait donné la Loi d'Hippocrate et le Serment pour échantillon d'une nouvelle édition *in*-8° à trois colonnes en grec, latin, français, où l'on doit noter des fautes d'impression très-importantes ; l'auteur n'imaginant pas mieux que d'adopter aveuglément les variantes des anciennes éditions, tandis qu'il aurait pu consulter les manuscrits de la Bibliothèque Royale. Je voudrais bien qu'il me fût possible de donner de plus grands éloges à mes compétiteurs, pour prix de leur émulation éveillée par mes efforts. Avec plus de constance et de travail, nous serions sans doute venus à bout de terminer l'édition grecque et la traduction française des œuvres complètes d'Hippocrate : *Labor omnia vincit.*

C'est le premier exemple d'une nouvelle
édition à trois colonnes de toutes les œuvres d'Hippocrate, extrêmement coûteuse,
et pour ainsi dire impraticable, à raison
des difficultés triples de l'impression. Il
faudrait que le gouvernement fît seul les
frais de cette édition, qui n'ajouterait rien
au mérite de la traduction française en regard du texte, laquelle doit nécessairement
être plus usuelle que le latin, pour donner
aux élèves la facilité d'étudier l'oracle
de Cos, leur inspirer l'amour de la
science et le goût des belles-lettres. Car
tel a toujours été le vrai but de mes efforts,
de combler la lacune qui existe dans l'art
médical, pour cette branche de l'enseignement qui a rapport essentiellement à
Hippocrate. Ce père de la médecine
ne peut être oublié dans la capitale du
monde civilisé, qui, comme une autre
Athènes, a mérité la réputation de Reine
des sciences et des arts.

La traduction de Strabon, par le célèbre docteur Coray ; la nouvelle édition et
traduction de Pausanias, de feu M. Clavier ; les ouvrages de Xénophon et de Thu-

cydide, traduits par mon savant ami, M. le
professeur Gail ; voilà, dis-je, des exemples
plus concluans que celui dont il s'agit. J'ai
donc donné la traduction française préféra-
blement au latin, qui d'ailleurs n'exigerait
qu'une simple réimpression, en choisissant
toutefois le texte le meilleur.

Mais d'autres éditions latines et françaises, une seule avec le texte grec et quelques commentaires *in-8°.* sur les Aphorismes, ont vu le jour en même temps que la
nouvelle traduction des œuvres d'Hippocrate. Il est facile de remarquer qu'un zèle
si louable devait faire mieux juger si les
travaux que j'ai entrepris avaient été pla-
cés avantageusement sous les auspices pro-
tecteurs d'un gouvernement ami des sciences et des arts. Mais on ne peut guère
douter de l'intérêt personnel qui a guidé,
dans cette occasion, certains auteurs, lorsqu'on voit leurs journaux faire l'éloge des
éditions latines-françaises, sans qu'il me
fût permis ni possible de relever les erreurs visibles des personnes peu versées
dans la langue grecque, chargées de
rendre compte de la nouvelle traduction

commentée , avec le texte en regard.

Or , voici l'extrême différence qui distingue le plan que j'ai suivi : mes commentaires sont appuyés d'observations puisées dans la pratique médicale, vérifiées par les citations des écrits les plus remarquables d'Hippocrate, dont auparavant j'ai voulu donner connaissance à mes lecteurs, par des traductions fidèles , en corrigeant le texte grec , en y ajoutant l'analyse de chaque traité , avec des tables , des notes explicatives, des observations pour servir de commentaires ; de plus , j'ai joint à ce travail particulier, qui n'a aucun rapport avec celui des éditeurs ou compétiteurs (puisqu'ils se donnent ce titre) , les variantes des différens manuscrits de la Bibliothèque Royale.

Je poursuis donc l'examen des éditions qui ont paru , depuis le jour où mes veilles ont été encouragées au nom de l'école de médecine (1) , pour avoir une nouvelle

_____

(1) Par délibération de MM. les professeurs , du 4 décembre 1811 , M. de Mercy est attaché à la Faculté pour la revision et la traduction des œuvres d'Hippocrate.

édition grecque et traduction française
complètes des œuvres de notre auteur. Le
lecteur jugera , au moins par comparai-
son , si je me suis acquitté avec zèle
des travaux relatifs à l'objet de ma cons-
tante sollicitude pour les progrès de la
science. La première traduction que j'ai
sous les yeux est celle des Aphorismes avec
les Pronostics et Porrhétics , *in*-32. Il y a
à la suite trois traducteurs latins ; Alme-
lovéen , feu M. Bosquillon , et Heurnius. Ici , il n'y a nul moyen de s'assurer
de l'exactitude de la version française ;
car le nouvel éditeur a eu la précaution
de nous épargner ce soin , en supprimant
le texte grec ; qui originairement se trouve
en regard des traductions latines. Le nouvel éditeur a avancé, dans la préface d'une
seconde édition , qu'il ne concevait pas
« de quelle utilité pouvaient être les re-
» cherches dans des manuscrits poudreux,
» abandonnés aux vers » : ainsi , il nous
dispense lui-même d'examiner à fond
sa traduction qu'il ne peut par conséquent
avoir faite que sur le latin. Mais feu
M. Bosquillon, qui n'était pas moins habile

médecin que savant helléniste , comme l'a fort bien fait remarquer mon savant ami feu M. Clavier , dans son rapport sur la nouvelle traduction française d'Hippocrate , avec le texte en regard, *in*-12 (1), a dit, page xxvi de la préface des Aphorismes , Paris, 1814 : « On est étonné des » contre-sens qu'on rencontre sans cesse » dans cette traduction des Aphorismes , » *in*-32 ; et , en outre , il est souvent » difficile d'y reconnaître la doctrine du » père de la médecine. »

Ainsi les erreurs , loin d'être rectifiées , sont, comme on le voit, propagées avec succès, et prennent racine jusque dans les livres. Je dois signaler cet abus, parce que des hommes, peu versés dans les sciences , ne font pas difficulté de placer sur la même ligne des travaux fort différens , quoiqu'ils se ressemblent en apparence:

---

(1) Ce rapport a été imprimé en entier dans le Moniteur du 29 juillet 1817. On sait que M. Bosquillon était professeur de langue grecque au Collége Royal, et que depuis près de quarante ans , il y expliquait les Aphorismes d'Hippocrate.

ainsi il importe peu qu'on sache le grec ;
on passe pour avoir traduit Hippocrate.

Mais je vois un autre compétiteur qui,
depuis le beau travail de M. le docteur
Coray, a consacré dans une nouvelle édition du Traité des airs, des eaux et
des lieux, toutes les fautes arriérées du
texte ; en conséquence les corrections
utiles et évidentes, puisées dans les manuscrits de la Bibliothèque Royale, que
l'auteur ne s'est même pas donné la peine
de consulter, sont rejetées dans les Variantes, comme il y a à peu près deux
siècles : donc j'aurais fait un travail inutile ;
ma tâche serait à recommencer, à peu
près comme la trame de Pénélope. Il est
vrai que, dans un travail d'une telle difficulté, il est impossible de ne pas adopter
un système ; mais encore faut-il qu'il soit
goûté des érudits dont l'exemple me semble préférable aux opinions, quelque bien
fondées qu'elles soient.

Enfin viennent les commentaires sur les
Aphorismes d'Hippocrate. Il est à peine
possible de se former une idée de la doctrine de l'auteur ; et l'exiguïté des notes

ne permet pas de s'éclairer sur le texte :
car, ici, la traduction est en latin, et les
commentaires sont en français. Cette bi-
garrure, du plus mauvais effet, répond au
plan suivi précédemment, pour faire paraître en même temps des ouvrages, qui
sans doute devaient faire oublier les travaux que je consacre à la restauration de la
Médecine Hippocratique, dont je poursuis
avec ardeur l'étude positive, c'est-à-dire,
appuyée des faits prouvés par les observations des meilleurs auteurs anciens et modernes; ou dois-je attribuer au hasard la
publication simultanée des mêmes traités
que j'ai le premier mis au jour? Cette appa-
rition non fortuite dans une occasion si peu
opportune a été opposée à la nouvelle édition grecque-française : il serait déplorable
de penser que des succès durables auraient
pu nourrir les espérances des éditeurs; car
c'eût été évidemment arrêter l'essor d'une
branche nouvelle d'instruction, et propa-
ger les fautes des traducteurs, en refusant
de reconnaître le texte, comme la source la
plus pure des autorités que l'on veut indiquer. Il est vrai que des citations sont souvent

nécessaires dans les commentaires; mieux vaut alors les faire en français, tandis que notre idiome national est le plus en usage en Europe. Il eût donc fallu adopter une traduction semblable, ou prendre la peine de composer une nouvelle version; car, avant de commenter, il faut être sûr qu'on possède bien la langue de l'auteur. Cette condition est de rigueur; et, en citant le grec, peu de personnes seraient en état de nous entendre.

Je n'ai qu'un mot à ajouter sur la nécessité d'une traduction française; c'est que les médecins les plus célèbres de notre époque y ont beaucoup travaillé. J'ai suivi le même plan; je n'ai rien à dire de la version posthume des Aphorismes *in*-18 de feu M. le docteur Bosquillon (Paris 1816). Le même savant avait donné une excellente édition grecque - latine des Aphorismes et Pronostics, qui n'a point ajouté à la réputation de cet habile traducteur en 1784. Nous devons regretter beaucoup que d'autres occupations aient détourné M. le docteur Coray, de traduire toutes les œuvres du philosophe de Cos, comme il est facile de s'en convaincre par son beau travail sur le Traité des airs, des eaux et des lieux. «Deux hommes célèbres, Barthès et Cabanis (a dit feu M. Clavier, de l'académie des Inscriptions et Belles-Lettres, et professeur au collége royal), « regardaient » la traduction des œuvres de ce père de la » médecine comme indispensable ; et j'ai » entendu plusieurs fois Cabanis , ajoute » le même académicien, presser vivement » mon savant ami M. le docteur Coray, » d'entreprendre ce travail dont il était » si capable. Ce n'est qu'après avoir ac- » quis la certitude qu'il y avait renoncé , » que M. de Mercy a entrepris sa traduc- » tion (1) ». J'ai donc été publiquement encouragé pour traduire avec zèle et revoir avec soin le texte et les éditions d'Hippocrate. Au reste , voici pour la centième fois, comme je le dirai toujours à ceux qui

_____

(1) J'avais fait la proposition à M. le docteur Coray, de donner , en son nom le texte et la traduction du Traité des airs, des eaux et des lieux : je n'ai pu réussir à compléter ma tâche, autrement qu'en traduisant de nouveau ce même Traité.

prétendent le contraire, les motifs d'utilité
générale, exprimés par le même savant
dont je vais transcrire une partie du rapport. « Les deux volumes que nous annon-
» çons (les Pronostics de Cos et les Épi-
» démies) forment le troisième et qua-
» trième de la traduction des œuvres d'Hip-
» pocrate que M. de Mercy a entreprise,
» et qu'il poursuit avec ardeur ». Voilà encore un témoignage qui peut éclaircir les
doutes sur l'utilité des travaux auxquels
je me suis livré, non par spéculation,
mais par le désir de me rendre utile, at-
tendu qu'il est encore constaté dans le
même rapport « Que peu de médecins étu-
» dient le grec, ou tout au moins l'étu-
» dient assez à fond pour pouvoir se passer
» de la traduction latine. Mais ces traduc-
» tions sont rarement de quelque utilité
» dans les passages difficiles. Le latin, en
» effet, se prête à toutes les inversions,
» de sorte qu'il est possible, en traduisant
» mot à mot, de rendre ce qu'on n'a pas
» compris : il n'en est pas de même en
» français ; une traduction en cette langue
» devient donc nécessairement un com-
» mentaire ». CLAVIER.

Lorsque je commençai à traduire, les élèves avaient adopté Lefebvre de Villebrune ; encore ce traducteur n'avait - il publié que quatre Traités des œuvres aphoristiques, que son style lâche et diffus rendait méconnaissables. Dans son édition grecque et latine, il a défiguré, par de nombreuses additions, beaucoup d'Aphorismes, et il a annoncé avoir traduit d'après ce plan. J'ai donc dû le blâmer ; mais des critiques en ont pris occasion de me censurer amèrement, jusqu'à ce qu'eux-mêmes aient reconnu la vérité de mes observations, car ils ont ensuite voulu avoir le titre de traducteurs. Mais je dirai, après M. le docteur Bosquillon, dont le jugement n'a point été favorable, quand il s'est agi de rendre compte de la nouvelle édition latine-française d'Hippocrate (1), que les Pronostics et les deux livres des Porrhétics inclusivement (Paris 1816), doivent subir le

(1) Consultez le rapport de M. Bosquillon, sur la traduction française des mêmes traités avec le texte en regard ; Paris, 1813 : ce rapport a été inséré dans le Journal Général de médecine, octobre 1813.

même jugement : « On est étonné des con-
» tre-sens qu'on rencontre sans cesse dans
» cette traduction ; et il est souvent difficile
» d'y reconnaître la doctrine du père de
» la médecine ». Une vaine harmonie de
paroles remplace souvent les sentences
concises et énergiques de l'auteur de ces
traités ; la briéveté est souvent rendue par
l'obscurité, et le vrai sens des mots grecs
ne pouvant se deviner à raison de la sup-
pression du texte grec, il est impossible
de se former une idée du projet du traducteur ; car il n'a pas ajouté une seule
note explicative pour faire juger son travail. L'édition latine, qui devait guider le
lecteur, aurait dû être retouchée en quelques endroits, quoiqu'elle n'appartienne
point à l'auteur ; il était facile de la rendre
meilleure, en suivant le plan des Pronostics de feu M. Bosquillon, notamment
pour la traduction des Pronostics et Porrhétics de Heurnius, moins bonne que
celle de Foës (1) : celle-ci avait été, pour

(1) Magni Hippocratis Coi, opuscula aphoris-
tica, ex interpretatione Foësii in usum sacræ gentis
Asclepiadeæ, exarata, *Basileæ*, 1748.

ainsi dire, refondue avec l'édition latine
de Cornarius, par M. Bosquillon. Il y
aurait bien quelque chose à reprendre sur
ses Pronostics : mais la vérité est que cette
traduction est la meilleure de toutes celles
que j'ai lues ; l'élégance est jointe ici à la
plus exacte concision. La même tâche est à
remplir pour la traduction latine des œuvres
complètes d'Hippocrate ; je ne vois p. que
le nouvel éditeur se soit jamais appr. prié
cette idée, qu'il se serait rendue plus fa-
milière, en traitant lui-même ce sujet :
Labor omnia vincit (1).

Enfin vient l'édition de Toulouse en
quatre volumes *in*-8°. des œuvres d'Hippocrate en français, sans le texte grec. Cette
traduction est infidèle, inexacte, incorrecte.
Feu M. Bosquillon, que je ne me lasserai

---

(1) J'ai en porte-feuille la traduction latine des
œuvres aphoristiques d'Hippocrate, telle que je
viens de l'indiquer. Je devais la donner pour me
conformer au plan tracé par mon savant ami M. le
professeur Chaussier, qui le soumit à la Faculté de
médecine ; j'ai conservé la copie de cette pièce, qui
indique, année par année, les traités qui doivent
être publiés.

jamais de citer, parce que non-seulement il était fort bon juge, mais qu'il avait lui-même beaucoup travaillé aux ouvrages de Gallien et d'Hippocrate, a déclaré que l'on avait traduit sur le latin. J'ai comparé souvent les sentences d'Hippocrate avec le texte ; jai reconnu dans la plupart des cas, qu'il est à peu près impossible de pouvoir citer en français, les ouvrages de notre célèbre auteur ; en sorte qu'il est réellement indispensable de recommencer sur nouveaux frais cette traduction, où à chaque instant on est choqué des fautes de langue.

J'ai blâmé l'instruction incomplète que l'on puise dans quelques livres; j'ai réclamé publiquement la restauration du cours de la doctrine d'Hippocrate ; mais en soutenant publiquement les droits de ce père de la médecine , je n'ai pu éviter de froisser quelques intérêts; l'amour-propre de quelques personnes a fort malheureusement pris occasion de s'en offenser : j'aurai donc eu le double tort, de m'être voué à une carrière utile , et d'avoir fait sentir le premier le vide de l'instruction relative à Hippocrate. Ainsi, j'ai mis à la voile sur une mer d'écueils; je n'ai dû recueillir que des orages ; mon vaisseau, battu par la tempête , ne peut aborder facilement, quoique je me sois embarqué au milieu du calme, et par acclamation des personnes mêmes qui paraissaient vouloir me conduire heureusement au port. Si j'ai heurté contre des écueils , ce n'est pas à dire que je sois un pilote inhabile et inexpérimenté.

Je croyais avoir jeté l'ancre de salut en me fixant au premier monument que les siècles ont respecté. J'ai cherché à rassembler les matériaux épars , qui me paraissaient devoir rafermir les bases de l'art de guérir.En traduisant les ouvrages d'Hippocrate dans notre idiome national , j'ai voulu impatroniser nos jeunes candidats avec le fondateur même de la science médicale : que l'on me reproche donc mon zèle et mes efforts pour parvenir à ce but; que l'on spécule sur des ouvrages en vogue et que l'on n'attende rien du gouvernement pour les produire, lorsque d'ailleurs, les docteurs non reçus ne peuvent se

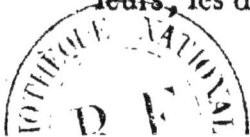

2

passer de connaître les théories nouvelles que ces ouvrages renferment, on conçoit facilement les succès des auteurs modernes; mais lorsqu'il s'agit de publier les œuvres d'Hippocrate avec le texte en regard, je soutiens qu'un travail aussi long et aussi pénible, qui embrasse presque la vie d'un homme, et peut compromettre sa fortune et même abréger ses années, est digne de la reconnaissance publique. Si donc on a voulu m'arrêter dans ma course et me faire échouer près du rivage sans trouver d'abri protecteur, j'aurai du moins signalé les dangers et les écueils, que d'autres nautonniers plus heureux sauront sans doute éviter.

J'ai rendu un compte fidèle de ma conduite et de mes travaux. Je n'ai à ma disposition aucun de nos journaux, où je puisse soutenir les droits du fondateur de la médecine. J'ai terminé la revue des auteurs qui prétendent à l'honneur de succéder à feu M. Bosquillon, puisque les vastes connaissances de M. le docteur Coray, lui ayant fait entreprendre des travaux qui enrichissent notre littérature,

ce savant médecin s'est consacré depuis
long-temps aux progrès de l'histoire et de
la géographie des anciens peuples. Comme
j'avais essentiellement pour but de donner une nouvelle édition française des
œuvres d'Hippocrate, avec le texte en
regard (d'après l'assentiment même de
mes savans amis et compatriotes), je n'ai
pas dû placer sur la même ligne, les éditions grecques-latines, avec les traductions françaises dépourvues de notes et de
commentaires. Ainsi le Traité des airs, des
eaux et des lieux, quoique avec le texte
grec et des annotations, mais dépouillé de
ses corrections, ne peut établir une com-
paraison favorable pour le nouvel éditeur.
Ayant eu à consulter les textes d'Hippocrate, j'ai dû m'assurer aussi de la fidélité
des traductions qui ont paru à notre époque. Je remplis aujourd'hui cette tâche,
puisqu'elle entre dans la distribution même
de mes travaux. Mon jugement a été im-
partial. Si on veut le contester, je citerai
le témoignage des savans étrangers (1) qui

_____

(1) Gazette littéraire de Gottingue, pag. 1992
(1814).

2 *

m'ont encouragé, et qui ne voient que le
bien de la science; ils n'ont pas annullé les
jugemens que j'ai portés précédemment sur
les traducteurs anglais et français dans mes
notes sur les Pronostics de Cos. Je m'ar-
rête à cette dernière preuve pour mériter
la confiance des lecteurs.

Étant seul chargé de traduire les œuvres
d'Hippocrate en français, et de donner
une nouvelle édition grecque corrigée sur
les manuscrits de la Bibliothèque Royale,
puisque M. le docteur Coray n'a pas
voulu y sacrifier son temps, sa fortune et
ses veilles (car ce doit être mon excuse
et un motif de faire mieux apprécier mon
zèle et mon dévouement); j'ai dû relever
publiquement une erreur grave qui tend
à étouffer les germes d'une instruction
utile : ce sera ma seule justification aux
yeux mêmes de mes confrères pour avoir
fait parvenir à la tribune mes justes regrets
sur l'interprétation de la loi du 14 frimaire an 3, art. 3, qui n'a point dé-
nommé les chaires modernes ; cet article
prescrit « d'enseigner les signes et carac-

» tères des maladies d'après les obser-
» vations ». Or , je dis qu'Hippocrate ,
comme fondateur de la médecine , mérite
d'occuper une place dans les établissemens
fondés pour perpétuer les vrais principes
de l'art de guérir ; je soutiendrai cette
thèse jusqu'à ce qu'une loi nouvelle ait
rapporté ou supprimé les dispositions de
l'article précité.

J'ai déclaré qu'une chaire nouvelle
avait été originairement portée sur le
programme des exercices scolaires dans
les établissemens institués par la loi du
14 frimaire an 3 , et régis en vertu de ré-
glemens particuliers, qui, après avoir
consacré la nouvelle chaire d'Hippocrate ,
ont reconnu publiquement M. Thouret
professeur , classé en cette qualité au
nombre des membres de la Société médicale d'émulation (2ᵉ et 3ᵉ années), et
porté sur la liste des professeurs de l'école ;
quoiqu'un noble pair ait prétendu que « Je
» voulais faire créer, expressément pour
» mon avancement particulier, une chaire
» qui n'aurait jamais existé, et que c'était

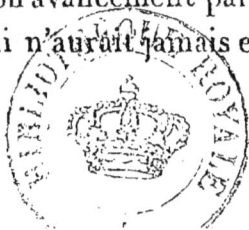

» dans cette vue que je traduisais Hippo-
» crate »; mais je viens de prouver ici le
contraire.

D'ailleurs, la question en litige sur le
rétablissement de la chaire d'Hippocrate,
présente ici les plus grands avantages
pour l'utilité générale. Car, pour le dire
sommairement, le programme du collége
royal, aussi bien que celui de l'école de
médecine, depuis un certain nombre d'années, avait consacré l'enseignement spécial
d'Hippocrate. Il est de notoriété publique
que feu M. le Docteur Bosquillon, dans son
cours de philosophie au collége royal, devait expliquer les dits *Mémorables de So-
crate par Xénophon*; il a préféré commenter les Aphorismes et les *Pronostics
d'Hippocrate*. Dans sa *préface*, ouvrage
cité, page xxxiii, ce professeur a déclaré
» qu'il s'était livré à la traduction de ces
» traités; qu'il l'avait enfin mise au jour,
» l'ayant terminée depuis plus de quarante
» ans, pour l'usage de ses leçons au collége
» de France ». Peut-on dire que, pendant
plus de quarante ans, un professeur ait
sciemment voulu continuer des leçons inu-

tiles , pour lesquelles il aurait expressément traduit et commenté Hippocrate? Le
ridicule attaché à cette supposition ne
nous permet même pas de la discuter.
Voici un autre exemple non moins favorable aux prétentions que je soutiens pour
le bien même de la science. L'autorité que
je vais également invoquer mérite toutes
confiance , puisque le savant professeur
Hallé s'était chargé aussi de commenter
Hippocrate, et qu'il a expliqué le texte
des *ouvrages aphoristiques*, particulière-
ment les *observations tirées des Épidémi-*
» *ques,* pour servir à l'histoire de l'obser-
» vation et de l'expérience en medécine ,
» afin d'en déduire les principes auxquels
» doit être assujétie la théorie de cette
» science. » Notez bien que je copie l'article du programme du collége royal). Où
y a-t-il donc encore de ma part des prétentions exagérées , pour avoir suivi des
leçons qui m'ont inspiré le goût de traduire
et de commenter les œuvres d'Hippocrate ?
Voilà, l'hommage que je me plais à accorder aux travaux du célèbre professeur , qui
au reste ne repoussera pas ma déclaration ;

car je suis certain , par l'application que je dois faire des traductions, qu'elles ne sont pas inutiles : or, le cours d'Hippocrate précédemment fait , au collége Royal , par feu M. Bosquillon dont j'ai été l'ami et le disciple , et par M. Hallé , peut donc , étant renouvelé , inspirer à d'autres le goût d'une saine instruction et l'amour du travail. Que si l'on prétend abolir pour toujours cette importante institution , et vouloir nous imposer le joug des systèmes , sans pouvoir comparer ou laisser aux autres la facilité de juger les anciens et les modernes , je soutiens que c'est vouloir convertir en éloge funèbre, l'apothéose du divin Hippocrate. Je dis donc que nous sommes tous solidaires de cet affront sanglant et le plus honteux qui fût jamais ; par conséquent j'ai dû personnellement me croire offensé du silence que certains auteurs peu clair-voyans ont voulu me faire observer , et qu'ils ont affecté de garder sur mes réclamations , pour empêcher qu'elles ne soient accueillies universellement. Mais que l'on sache bien que la vérité a des ailes, et qu'il faudrait évidemment accuser le siè-

cle des lumières , d'être un siècle de ténè-
bres, s'il était possible, dans la capitale,
d'entendre prononcer l'arrêt fatal qui ex-
clurait Hippocrate du sanctuaire de la
science.

Nous avons vu avec plaisir et reconnaissance paraître l'ordonnance royale du 5
juillet 1820 , qui prescrit à l'avenir aux
médecins d'être reçus bacheliers ès sciences
et en philosophie. Sa Majesté recherche
toutes les occasions de protéger les sciences
et les arts : chaque jour est témoin des
améliorations qui, transmises à la postérité,
seront le plus grand éloge d'un règne dont
l'histoire offrira beaucoup de ressemblance
avec les traits qui ont signalé les capitulai-
res de Charlemagne. « Dans toutes ses or-
» donnances, il recommandait les bonnes
» études ; il faisait sentir les maux que
» produit l'ignorance, et n'épargnait rien
» pour venir à bout de la bannir de ses
» états; il comprenait que rien ne fait
» tant d'honneur à une nation que les
» lettres et les sciences, et la réputation
» d'avoir beaucoup de personnes qui y
» excellent ; il aidait les desseins de ceux

» qui étudiaient, les distinguait dans les
» occasions, les choisissait pour les em-
» plois, les animait par des récompenses;
» il les regardait comme la gloire de son
» royaume et la source d'un bien solide et
» durable; il mettait en crédit les expé-
» riences de physique et de médecine comme
» utiles au bien public : la bonté qu'on lui
» connaissait pour les hommes de lettres,
» était une recommandation publique pour
» les sciences ; il descendait jusqu'à vou-
» loir être instruit de la manière dont la
» jeunesse était élevée ; convaincu qu'é-
» tant la pépinière de l'état, le bonheur
» ou le malheur d'un royaume dépend
» de la bonne ou mauvaise éducation que
» reçoivent les enfans et les jeunes gens.
» Enfin, l'amour des sciences était relevé
» dans ce Monarque par une attention
» continuelle à procurer le bien de ses su-
» jets, persuadé qu'ils étaient confiés à
» ses soins par la divine Providence. Ce
» prince magnanime était pieux ». (Por-
trait de Charlemagne, extrait de l'Abrégé
chronologique de France, par le président
Hainault.)

Que l'on m'accuse donc, après avoir fait
l'éloge des bonnes études , d'aimer les
princes qui ont protégé ceux qui ont
consacré leurs veilles et leurs occupations
les plus chères à l'instruction de la jeunesse et au bonheur de l'humanité ; qu'on
me fasse un crime de réclamer une chaire
d'Hippocrate qui manque à l'enseignement
médical ; qu'on m'adjure de déférer à un
prince plus éclairé, l'éclatante réhabilita-
tion du plus célèbre médecin que toute l'an-
tiquité a révéré , et dont les écrits, ou
plutôt les chefs-d'œuvres , ne peuvent
être soustraits à l'enseignement , sans que
cet oubli déplorable ne soit la source des
plus grandes catastrophes dont puisse
être menacé l'art de guérir. S'il se trouve
des compétiteurs qui aient assez de cou-
rage pour remplir ma tâche , je deman-
derai moi-même qu'ils obtiennent du Gouvernement des encouragemens proportion-
nés à leurs travaux ; que si au contraire il
ne se présente personne qui veuille traduire
et commenter Hippocrate , afin de combler la seule lacune qui existe dans l'état
actuel de nos connaissances , je demande-

rai à mes collègues s'il n'est pas de toute
justice , comme de leur intérêt , de se
joindre à moi , pour me faire obtenir la
récompense de mes travaux. Quant à mes
soi-disant compétiteurs , j'ai appris à me
défier de leurs discours aussi bien que de
leurs promesses : *parturient montes*. En
un mot , il n'appartient qu'aux êtres fai-
bles ou coupables , de souffrir tranquille-
ment une injustice.

D'ailleurs , je ne désavoue pas les
espérances relatives aux travaux que
j'ai entrepris ; car je ne crois pas qu'il y
eût d'exemple d'un abandon des droits ac-
quis par des ouvrages scientifiques , pour
obtenir d'un gouvernement ami des sciences et des arts , la faveur d'en être protégé , à moins qu'on ne reproche à tous les
auteurs les efforts louables qu'ils ont faits
ou feront encore , pour s'assurer une récompense, méritée toutefois par des veilles
honorables.

« D'après ce principe , les systèmes de
nosologie nous paraissent devoir être moins
utiles à ceux qui commencent l'étude de
la science , qu'à ceux qui en ont terminé

le cours. Ils servent à ces derniers de
centre auquel ils rapportent leurs connaissances médicales et rattachent leurs
observations , leur rappellent sommairement ce qu'ils ont appris plus en détail ,
et les aident , par l'ordre et la méthode
qui en font la base , à en conserver le
souvenir ; mais on ne doit pas y attacher
un trop grand prix , et se figurer que
c'est dans la distribution systématique des
maladies que git toute la médecine pratique (1) ». Avant de classer les maladies , il faut bien les étudier : c'est pour-
quoi il me paraît si important, dans l'enseignement médical , de commencer par
Hippocrate, qui est comme le bréviaire des
médecins. Est-il supportable de croire que
ce soit pour moi que j'ai exécuté encore
ce travail ?

Je ne fais ces reflexions que parce que
je dois désavouer un intérêt personnel ,
qui me ferait donner une suite à des travaux uniquement profitables à mon avan-

---

(1) Biblioth. méd. , cah. de juill. 1820.

cement particulier, tandis que je ne les ai
continués que par amour pour la science.
Cependant une sorte de lutte s'est engagée
de manière qu'en réclamant, au nom de
tous, un cours d'Hippocrate, nécessaire à
l'instruction des élèves, je devrais regretter de faire rétablir une chaire dont nos
écoles seraient pourvues à l'avenir. Pour
prouver la sincérité de mes réclamations,
et combien j'ai montré d'impartialité, j'ai
puisé dans le Dictionnaire des sciences
médicales, les Mémoires de la Société médicale d'émulation, l'Anatomie médicale
de M. le docteur Portal, l'Histoire des phleg-
masies chroniques de M. Broussais. Ainsi,
les faits prouvés par la doctrine d'Hippocrate, sont attestés par les contem-
porains les plus célèbres qui partagent
avec moi la tâche de commentateur. J'ai
traduit les ouvrages de ce prince des médecins pour avoir quelques droits à l'estime
de mes compatriotes, puisque les étrangers
ont accueilli et encouragé mes veilles, ho-
norées du suffrage de Sa Majesté (1).

---

(1) La nouvelle traduction française, avec le

Comme je ne peux me défendre ailleurs
que dans la préface de mes ouvrages ou
dans des mémoires, j'ai dû repousser des
bruits indiscrets qui m'offensent personnellement, parce qu'ils ont eu pour but de
faire rejaillir sur moi seul toute la respon-
sabilité des démarches que j'ai pu faire pour
obtenir le rétablissement d'une chaire qui
me serait attribuée sans aucuns droits ni
titre quelconque, ni même d'autre but
d'utilité, que mon intérêt personnel : du
moins ne faut-il pas m'accuser quand j'ai
déjà fourni la moitié de ma carrière. Mais
sur ce fait bien avéré, j'ai dû éclairer mes
lecteurs ; car de passer pour intéressé,
lorsque la chaire d'Hippocrate est sup-
primée, et de vouloir considérer l'édition
grecque et la traduction française des œuvres d'Hippocrate, comme une entreprise
littéraire, ce serait joindre le ridicule à
l'absurde : *Ventidulos feci.*

---

texte en regard des œuvres d'Hippocrate, est
dédiée au Roi. Déjà six volumes ont été présentés
à Sa Majesté.

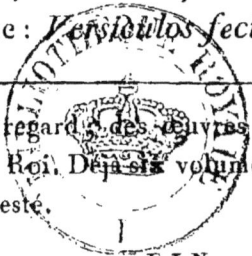

F I N.

www.ingramcontent.com/pod-product-compliance
Lightning Source LLC
Chambersburg PA
CBHW060443210326

41520CB00015B/3821